AF355764

DE LA

CASTRATION DES FEMELLES MAMMIFÈRES

EN GÉNÉRAL,

ET

DE LA

STÉRILISATION DE LA VACHE

EN PARTICULIER.

LECTURE

FAITE A LA

SOCIÉTÉ NATIONALE ET CENTRALE DE MÉDECINE VÉTÉRINAIRE

DANS SA SÉANCE DU 24 OCTOBRE 1850

Par M. L. PRANGÉ,

Membre titulaire.

PARIS

TYPOGRAPHIE DE E. ET V. PENAUD FRÈRES,

10, RUE DU FAUBOURG-MONTMARTRE.

1850

DE LA STÉRILISATION DE LA VACHE.

MESSIEURS,

La castration est une des opérations les plus anciennes. Son histoire, en ce qui concerne les animaux mâles, peut aujourd'hui être considérée comme entièrement achevée. Sous le rapport de ses méthodes et de ses procédés elle est complète. Il n'en est pas de même de la castration des femelles ; les méthodes sont mal indiquées, et les procédés les plus convenables pour aller pratiquer l'extirpation des ovaires, peu connus, et encore plus mal appliqués. Chez les animaux mâles, en raison de la disposition même des testicules et de leur situation à l'extérieur, l'émasculation est on ne peut plus facile ; chez les femelles, au contraire, les ovaires, profondément situés dans l'abdomen, sont, par leur position, moins facilement saisissables, et par conséquent leur ablation présente plus de difficulté.

Beaucoup d'auteurs qui se sont occupés de la stérilisation des femelles, avant le commencement du XIXe siècle, sont inconnus en médecine vétérinaire. C'est en vous donnant connaissance, Messieurs, du résultat des recherches historiques que j'ai faites sur ce curieux et intéressant sujet, que je vais successivement faire passer sous vos yeux la plupart de ceux qui en ont parlé.

En examinant d'abord ce qu'était cette opération chez les anciens et le but qu'ils se proposaient en la pratiquant, nous suivrons mieux les progrès que les modernes lui ont fait faire et le résultat qu'ils veulent atteindre, en stérilisant les femelles de l'espèce bovine.

Pour retrouver les premières notions sur la castration des femelles, il faut remonter très-haut dans l'antiquité. Dans les livres sacrés il en est fait mention. Moïse, s'adressant au peuple d'Israël, lui dit, en parlant de la castration : « *Vous ne ferez rien de semblable dans vos pays* (1). » De là, les commentateurs concluent à la défense de la castration en général, en Palestine et hors de la Palestine, sur les

---

(1) *Le Lévitique*, chap. 22, verset 24.

hommes et les animaux. On voit, en effet, d'après ces paroles de Moïse, que chez d'autres peuples déjà la castration était connue. Quant à la castration des femelles, il paraît qu'on la connaissait aussi. Dans le Talmud (1) et Torath Cohenim, il en est question. Les avis sont partagés. Rabi Iehouda dit que la castration n'est pas applicable aux femelles. Maimonides dit : la castration des femelles n'est pas religieusement punie, mais elle est défendue (2). Il paraît donc que cette castration était connue. Il était généralement admis que l'effet de la castration pouvait être produit par un breuvage (3).

Je dois cette note à l'obligeance et au savoir de M. Isidor, grand-rabbin de la synagogue de Paris. Je le prie de recevoir ici mes sin-cères remercîments.

Au rapport d'Athénée (4), c'est Xanthus, un des plus anciens histo-riens de la Grèce, qui vivait 503 ans avant Jésus-Christ, qui dit que pour la première fois cette opération se pratiqua sur les femmes de la Lydie.

Daléchamp (5), dans ses commentaires des XV livres d'Athénée, s'étend longuement sur la castration des femmes dont parle Athé-née. C'est le même fait, mais reproduit avec beaucoup plus de dé-veloppement et de clarté. Dans son opinion, dans l'antiquité, les femmes étaient probablement châtrées, comme on le fait par infi-bulation pour les juments auxquelles on obture les parties génitales externes par des anneaux de fer traversant l'épaisseur de ces parties.

Jean Brodeau, dans ses miscellanées, dit : *Hanc principio rem homines monstrum in suibus tentasse suspicor eo quo retuli modo : deinde illam ad mulieres transtulisse* (6). D'après ce passage, la castration des femelles de l'espèce porcine serait la plus anciennemment connue, et ce ne serait que par imitation qu'elle aurait été tentée sur les femmes de la Lydie, si il était réellement démontré que cette opération ait jamais été pratiquée.

---

(1) Traité *Schabbath*, 112.
(2) *Hilchot isuré Biah.*, chap. 16.
(3) *Schabbath, loc. cit.*, Maimonides, *ibid.*
(4) Liv. xii.
(5) In not. ad lib. xii, Athen.
(6) *Miscell.*, lib. v, cap. 3, p. 175.

Cependant, au rapport de Wierius (1), un châtreur de porc aurait pratiqué la castration sur sa propre fille, en lui enlevant violemment la matrice, comme il le faisait aux animaux, pour éteindre en elle l'ardeur d'un tempérament érotique.

Petro Castellano (2) nous apprend, que pour plus de commodité, les hommes ont inventé d'enlever la fécondité aux animaux, aux chamelles, par exemple, afin que pendant la guerre elles ne soient pas rendues plus lentes par le poids de la gestation. Le même auteur rapporte aussi le fait cité par Athénée.

Au temps d'Aristote (384 ans avant Jésus-Christ) et de Pline (an 79 de l'ère chrétienne), la castration se pratiquait sur les chamelles et sur les truies.

Des médecins, des philosophes, des jurisconsultes, parlent dans leurs écrits du fait dont se serait, dit-on, rendu coupable Adhramyte, roi de Lydie. Ces auteurs, qui vivaient au XVe et au XVIe siècle, sont : Rittershuff (3), Alciatus (4), Kornmann (5) et Schenkius (6). Il est aussi question de ce fait dans les *Tableaux philosophiques et moraux* (7).

De temps immémorial, en France et dans d'autres pays on a pratiqué la castration de la truie dans un but d'engraissement.

Autrefois la castration de la jument était en usage ; mais on sait qu'en France, depuis 1717, cette opération est défendue à cause des insuccès et des pertes considérables qui en sont la conséquence.

En Angleterre et en Italie, cette opération se pratique, dit-on, sur les brebis, pour développer les qualités de la chair et obtenir en même temps de la belle laine.

En Allemagne et en Angleterre, ainsi que dans d'autres contrées de l'Europe, la castration des vaches a été pratiquée dans le but de

---

(1) *De præstigiis demonum*, p. 288.

(2) *De esu carnium. Antuerpiæ. Ex officinâ Hieronymi Verdussii*, lib. I, p. 30, 1621.

(3) *Inst. de publ. ind. ad.* § 5.

(4) In lib. *Spadonum, de verb.*, sig. et lib. IV ; *Antiq. lect.*, cap. 10, et lib. XX, c. 14.

(5) *De jure virginitatis*, cap. 116, p. 298.

(6) *Schol. part.*, p. 13.

(7) Synops, *Philosoph. moral.*, lib. III, c. 3.

favoriser l'engraissement et de donner plus de délicatesse et plus de saveur à la chair.

Depuis longtemps, on sait que la castration des animaux mâles et femelles, influe d'une manière remarquable sur le développement des qualités de la chair. Galien le dit. Pline (1) et Strabon (2) en parlent.

Dans ce siècle, ce fut, dit-on, un agronome américain, M. Thomas Winn, de Natchez, qui pratiqua, pour la première fois, cette opération sur les femelles de l'espèce bovine, dans le but de prolonger la sécrétion du lait. Ce ne fut encore là qu'une application de cette opération faite non-seulement sur la truie, mais encore sur la vache, comme nous le verrons plus loin.

Comment les anciens pratiquaient-ils la castration ? Sur la truie, c'était ou par une incision faite à la partie inférieure du bas-ventre, ou en ouvrant le flanc droit, qu'ils pénétraient dans l'abdomen. Sur les autres femelles, c'était probablement de la même manière qu'ils s'y prenaient pour les stériliser. La plupart des auteurs que nous avons cités ne donnent aucune indication précise sur ce point. Ils emploient bien le mot de *castration*, qui signifie ablation des organes essentiels de la reproduction, mais lui donnent-ils un autre sens que celui dont nous donnons la définition ? Ce serait possible. Quoi qu'il en soit, il n'y a que deux manières de rendre les femelles stériles :

Ou par la *stérilisation complète*, c'est-à-dire l'extirpation des organes essentiels de la génération ;

Ou par l'*impuissance momentanée* et dépendante :

1° De l'infibulation ;

2° De la cautérisation des parties externes de la génération, et de leur occlusion par des adhérences développées par l'inflammation ;

3° De l'excision des lèvres, de leur couture ;

4° D'une ceinture ou d'un obstacle quelconque à l'introduction du membre.

---

(1) Lib. viii, cap. 5.
(2) Lib. i.

L'infibulation (*fibula*, boucle), est une opération très-anciennement connue. Juvénal (1) en parle.

Columelle exulcère avec le fer la vulve des truies, et obstrue ainsi leurs parties génitales pour les empêcher d'être fécondées.

Celse (2) dit que quelques-uns avaient coutume d'infibuler les jeunes garçons, pour leur conserver la voix ou la santé. Il donne les détails de cette opération, mais il la regarde plutôt comme superflue que nécessaire.

Fabrice d'Aquapendente (3) montrait dans ses leçons, à ses auditeurs, une boucle des anciens qui provenait du cabinet de Jean Pinelle, il la mettait à la verge, pour faire voir comment on empêchait au temps passé les jeunes hommes d'exercer l'acte vénérien.

Autrefois, dans l'Inde, on infibulait les chevaux en leur attachant à demeure un petit cordon de coton au-dessus du gland de la verge. De cette façon, l'érection ne pouvait avoir lieu sans occasionner un étranglement douloureux (4).

L'infibulation se pratique encore de nos jours, dans quelques localités, sur les juments.

J'en étais là de mon travail, lorsque mon collègue et ami, M. le professeur Goubaux, m'a offert avec bienveillance des notes bibliographiques très-intéressantes, que de son côté il a recueillies sur le même sujet et dont je vais présenter l'analyse. Je profite de cette circonstance pour le remercier aussi de toute l'obligeance qu'il a eue, en mettant à ma disposition les pièces anatomiques des organes de la génération de la vache, qui m'étaient nécessaires et indispensables pour confirmer mes doutes sur la possibilité d'extirper les ovaires, soit par la torsion, soit par l'arrachement, et, enfin, pour indiquer le meilleur moyen d'éviter les accidents hémorrhagiques qu'entraîne si souvent l'enlèvement de ces organes.

A la femelle du porc, dit Aristote (5), on coupe la matrice ; elle

---

(1) Satire 6.

(2) Liv. vii, chap. 25.

(3) *Manière d'infibuler ou de boucler les jeunes hommes*, sec. part., chap. 63, p. 711, 1666.

(4) *Voyage dans l'Inde*, 1783.

(5) *Hist. des anim.* d'Aristote, avec la traduction française, par Camus, t. I, p. 643.

ne désire plus le mâle et engraisse promptement. On la prépare en la faisant jeûner deux jours ; puis, après l'avoir suspendue par les pieds de derrière, on lui ouvre la partie inférieure du bas-ventre, à l'endroit précisément où se trouvent les testicules dans le mâle, car c'est là même que la matrice est située dans les femelles. On en coupe un peu et on fait une suture.

On châtre aussi les femelles des chameaux, afin qu'elles soient moins incommodes à la suite des armées (1). Aristote ne décrit pas la manière de faire cette opération, mais comme il ne parle que de la castration de la femelle du porc, il y a lieu de croîre que la castration de ces deux femelles se faisait de la même manière.

Pline le dit formellement : *Castrantur fœminæ (suum) sicuti cameli* (2).

Elien en parle aussi (3).

Nos paysans, dit Thomas Bartholin (4), châtrent les truies, les juments, les vaches, par l'excision des *testicules*.

Il est à remarquer qu'aucun de ceux qui se sont occupés de la castration des vaches n'a recherché dans les auteurs anciens si, sur cette femelle, on avait connaissance de cette opération. La castration de la vache, on le voit, était donc déjà pratiquée avant même 1674, date de la publication de l'anatomie de Bartholin. Mais dans quel but ? Il n'en parle pas ; il dit seulement que c'était par l'*excision des testicules*.

Varron prétend que les vaches peuvent concevoir après l'ablation des *testicules* si elles sont aussitôt couvertes. Cette opinion est réfutée par Graaf, dans son chapitre *des organes génitaux de la femme*.

Alexander ab Alexandro rapporte que dans l'Arabie il y avait une peuplade nommée les Créophages, dans laquelle on pratiquait la castration, non-seulement aux hommes, mais même aux femmes. Elle se pratiquait à la manière juive, méthode qui fut aussi usitée

---

(1) Aristote, *loc. cit.*, t. II, p. 187.
(2) *Hist. nat.*, lib. viii, cap. 51.
(3) *De nat. anim.*, lib. iv, cap. 55.
(4) Anat., *De testibus fœminarum*, p. 249.

pour les femmes en Egypte; mais il n'indique pas de quelle manière se pratiquait cette castration des femmes (1).

Le luxe des tables a quelquefois déterminé à châtrer les brebis,
en leur ôtant les ovaires. Leur viande acquiert de la qualité. Quant
à la laine, elle n'est ni plus abondante, ni plus fine Sous ces deux
derniers rapports, cette opération est inutile (2).

Ce supplément de notes vient appuyer tout ce que nous avons dit
plus haut; dans leur ensemble, elles résument à peu près ce que
l'on a écrit depuis les temps les plus reculés jusqu'à nos jours, et
par conséquent, tout ce que nous savons aujourd'hui sur la castration des femelles et sur les moyens de les rendre stériles.

Nous arrivons à la stérilisation de la vache.

Dans une note d'un article publié le 16 avril 1850, en parlant de
la castration des femelles, je disais : « La vache châtrée par M. Char-
« lier, a succombé, le 5 avril, à la putréfaction du sang, qui s'était
« épanché dans l'abdomen par suite d'une hémorrhagie abondante
« provenant de la rupture des artères ovariques.

« En présence d'un fait aussi grave que cet accident qui est *iné-*
« *vitable*, dit M. Charlier, à chaque ablation des ovaires, on se de-
« mande : si, au lieu d'enlever ces organes par arrachement ou par
« torsion jusqu'à ce qu'il y ait rupture, il ne serait pas plus prudent
« et préférable de rechercher d'abord si, par l'ouverture naturelle,
« le *vagin*, on ne pourrait pas, au moyen d'une incision faite sur ses
« parties latérales droite ou gauche, *aller pratiquer la castration;*
« ensuite si on ne devrait pas, afin d'éviter l'hémorrhagie des artè-
« res, se contenter simplement de la torsion des oviductes au lieu
« de l'ablation des ovaires.

« On préviendrait ainsi, et la pénétration de l'air dans la cavité
« abdominale, et l'hémorrhagie artérielle qui sont les deux condi-
« tions qui favorisent, dans les opérations sanglantes, le dévelop-
« pement de la gangrène traumatique dont cette vache nous pré-
« sente un nouvel exemple (3). »

Depuis l'époque de cette publication, plus de six mois se sont

---

(1) Joan. Riolanus, *Anthropographia*, p. 285.
(2) Tessier, *Inst. sur les bêtes à laine*, etc., p. 91.
(3) *Moniteur agricole*, p. 243, année 1850.

écoulés. **L'idée qu'elle renferme a été appliquée. Elle était juste.**
Quant au procédé opératoire à employer pour extirper les ovaires,
c'est en m'appuyant sur les connaissances et sur les données de l'a-
natomie chirurgicale, que je vais terminer ce qui me reste à dire
sur ce point, et démontrer tous les dangers de la castration telle
qu'elle est pratiquée aujourd'hui, même par l'incision vaginale.

On connaît actuellement deux méthodes pour ouvrir l'abdomen,
afin de pouvoir aller enlever les ovaires placés dans cette cavité. La
plus anciennement connue, est la *méthode abdominale;* la plus ré-
cente, est la *méthode vaginale.*

La méthode abdominale ou de l'incision par le flanc, a été décrite,
pour la première fois, par M. Levrat, médecin vétérinaire à Lau-
sanne. Après lui, MM. Régère, Morin, Aubin, Roche-Lubin et Charlier, ont pratiqué la castration en suivant exactement les indications
tracées par notre estimable confrère de la Suisse. Tous ont suivi
cette méthode ; aucun d'eux n'a cherché à la remplacer par une autre moins dangereuse.

En effet, l'incision qu'il faut faire à la peau, est des plus doulou-
reuses, la section des couches musculeuses l'est également, et la di-
vision d'une des branches assez importante de l'artère circonflexe de
l'ilium, qu'il n'est pas toujours facile d'éviter, peut donner lieu à
une hémorrhagie assez abondante pour gêner les manœuvres de l'o-
pérateur. De plus, l'entrée d'une forte colonne d'air dans l'abdomen ;
son contact avec la masse intestinale, son impression défavorable
sur les organes de cette cavité ; le séjour de ce fluide et le déplace-
ment des intestins par les manipulations qu'il font exercer, sont au-
tant de circonstances contraires au succès de cette opération.

Nous avons vu pratiquer *officiellement,* par M. Charlier, cette
opération de la castration, le 29 mars 1850, sur une des vaches de la
poste aux chevaux de Paris. Nous avons même eu l'honneur de ser-
vir d'aide à ce praticien, ce qui nous a permis de bien voir et d'exa-
miner de près. Sur cette vache, l'incision fut faite, comme d'ordi-
naire, dans une étendue de 18 centimètres environ. Mais à la vue de
cette vaste et béante ouverture du flanc, nous n'avons pu nous dé-
fendre d'un sentiment bien naturel d'étonnement et de surprise, et
notre étonnement a encore augmenté, quand nous avons vu l'opérateur plonger obliquement les bras d'avant en arrière dans la masse

intestinale, pour aller chercher les ovaires près de la cavité pelvienne. C'est en voyant les deux bras rapprochés du bassin qu'il me vint à la pensée, et que je conçus l'*idée* de la possibilité de pouvoir passer par le vagin, pour aller procéder avec plus de facilité et avec infiniment moins de danger, à la destruction des ovaires. Dès lors, la méthode de l'incision par le flanc, fut pour nous jugée comme une méthode mauvaise, anti-chirurgicale, et condamnée comme inutile et dangereuse, puisque par le vagin, en droite ligne, on pouvait arriver immédiatement aux ovaires. En effet, les dimensions du vagin, sa direction, l'élasticité et la minceur de ses parois, son organisation et le peu de vitalité dont il est doué, devaient, de préférence, le désigner au lieu des parois abdominales qui offrent des conditions contraires.

L'incision du vagin se fait dans le fond et à la partie supérieure de cet organe, dans le plan médian. C'est M. Charlier qui a indiqué le point chirurgical où l'incision doit être pratiquée.

Nous n'avons décrit aucune méthode, ni aucun procédé, mais comme on l'a vu dans le passage que nous avons reproduit plus haut, nous avons conseillé de *passer par le vagin pour aller pratiquer la castration.* L'idée seule nous appartient donc ; le premier, nous l'avons émise, tout le reste est à M. Charlier, je le reconnais ; mais qui le conteste ?

Il ne faudrait cependant pas, Messieurs, trop exagérer les avantages de la nouvelle méthode vaginale ; on se ferait illusion, si on ne faisait pas disparaître aussi les dangers qui résultent de l'extirpation des ovaires.

Voilà ce que nous avions à dire concernant les méthodes. Nous passons maintenant au procédé de castration ; c'est le point chirurgical sur lequel nous devons aujourd'hui porter toute notre attention, car c'est là, en effet, qu'est la difficulté du manuel opératoire et les dangers d'une inhabile exécution.

Pour stériliser les femelles de l'espèce bovine, quatre procédés se présentent au choix de l'opérateur ; ce sont : la *ligature*, la *torsion*, *l'arrachement* et *l'écrasement*. La ligature est facile, c'est le procédé qui présente le plus de garantie : il n'y a à craindre que des accidents inflammatoires locaux. Mais, si on a la précaution de fixer les liens de manière à ce qu'ils ne puissent pas rester dans l'abdomen, et si on enlève les ovaires une fois la ligature faite, on peut facilement les éviter. La torsion des ovaires avec rupture, est un procédé qui sera toujours suivi d'hémorrhagie. Le procédé par arrachement des ovaires, est un procédé dangereux, constamment suivi d'accidents ; c'est celui que, sans s'en douter, M. Charlier a le plus ordinairement employé. Quant au procédé par écrasement des ovaires, leur destruction complète ou incomplète, déterminerait des hémorrhagies inévitablement, ou pourrait donner lieu à un développement morbide de ces organes, qui peut-être compromettrait la vie de l'animal. Nous repoussons de la pratique ces trois derniers procédés, et nous n'admettons, comme moyen rationnel de stérilisation des vaches, que la ligature, pure et simple, appliquée sur le collet de l'ovaire. Il est bien certain, comme nous allons le démontrer, que les hémorrhagies que M. Charlier a vu si souvent se produire, et se renouveler après l'ablation des ovaires, et qui sont inévitables, sont toujours la conséquence de l'arrachement de l'ovaire et non de la torsion *qui n'est pas possible.* Les ovaires que nous avons vu enlever par cet opérateur, avaient été arrachés d'après le ligament suspenseur de l'utérus, et les nombreux vaisseaux artériels qui se rendent à cet organe avaient été rompus. De là, la source de ces abondantes hémorrhagies que M. Charlier aurait pu éviter, s'il s'était plus exactement rendu raison de l'anatomie des organes producteurs de l'œuf, en ne continuant pas à employer un procédé qui devait toujours donner les mêmes résultats.

Il est évident, et je le prouve aujourd'hui, que ce n'est pas dans la méthode par le flanc ou par le vagin que réside le danger de l'opération de la castration, mais seulement dans le procédé qu'on emploie pour séparer l'ovaire. Ainsi, qu'on fasse une incision, soit au flanc, soit au vagin, sans enlever les ovaires, et l'on verra que l'une ou l'autre de ces incisions n'est pas mortelle. M. Charlier, en suivant l'indication que nous avons donnée de pénétrer dans l'abdomen par le vagin, n'a saisi qu'une partie de notre pensée ; une lecture plus attentive de la note qui en fait mention, *note qui lui a été communiquée manuscrite,* lui aurait fait voir que notre attention se portait aussi du côté des ovaires. Et certes, si notre confrère, au lieu de *faire une étude approfondie de l'organisation du vagin,* comme il le dit, eût fait une étude plus approfondie encore de l'or-

ganisation et de la structure anatomique de l'ovaire, il n'aurait pas
dit et répété *que les ovaires sont flottants à l'extrémité de leur cordon*, ce qui n'est pas ; ces organes sont *sessiles* , au contraire, et
greffés en quelque sorte sur le ligament large de l'utérus ; et qu'il
est impossible, en raison même de cette disposition, de comprender
le *cordon* entre les mors d'une pince, *à trois ou quatre centimètres*
de l'ovaire, comme le conseille M. Charlier. A-t-il cru en tordant le
cordon de l'ovaire faire la torsion du canal de l'oviducte ? Il le donne
à penser. Nous lui rappellerons donc que l'oviducte se termine en
forme de pavillon, et qu'entre cet organe et l'ovaire il n'y a pas de
communication directe ; que ce pavillon est simplement uni à l'ovaire
au moyen d'une lame du péritoine, et qu'il est bien important, quand
on a des opérations à pratiquer sur ces organes, de tenir compte
de cette disposition anatomique. Enfin, qu'il n'est pas possible d'o-
pérer une torsion réelle sur un organe qui, comme l'ovaire, est situé
immédiatement sur le ligament large de l'utérus, et protégé, ainsi
que ses vaisseaux, par un tissu friable formé du tissu cellulaire con-
densé et recouvert seulement par la membrane séreuse péritonéale.
La preuve que les suites de l'opération ne tiennent point à la méthode, c'est M. Charlier lui-même qui va nous la fournir. La vache châtrée par lui, à l'École vétérinaire d'Alfort, par la *méthode vaginale*, en présence de MM. les professeurs et des élèves, à succombé à la putréfaction du sang qui s'était épanché dans l'abdomen, absolument de la même manière que si elle avait été opérée
par la *méthode abdominale*.

La *pince à torsion*, dont se sert M. Charlier, a des mâchoires armées de dents ; et, saisissant l'ovaire en le mordant, elle déchire quelquefois le tissu de cet organe qui, à cette époque rapprochée de la
parturition, est encore très-friable ; ou bien l'ovaire est simplement
arraché, et la torsion n'est que fictive ; ou bien encore, comme nous
l'avons vu, si l'opérateur éprouve de la résistance, et que l'ovaire ne
cède pas après plusieurs tours de pince et après une légère traction,
c'est que des lames du péritoine se sont cordées ensemble. On com-
prend alors les dangers d'une pareille manœuvre, et l'impossibilité
de s'opposer ensuite aux hémorrhagies qui sont la conséquence iné-
vitable de la rupture des artères ovariques.

Les ovaires, nous l'avons dit, n'ont aucune communication direc avec les oviductes ; les vaisseaux artériels qu'ils reçoivent appartiennent à la circulation générale, ils y arrivent directement et en grand nombre, ce qui rend compte de l'énorme quantité de sang qui s'épanche dans l'abdomen aussitôt après leur extirpation par arrachement. En détruisant les oviductes dans leur continuité, on ne ferait que produire la stérilité, et l'ovaire continuerait à remplir sa fonction, puisqu'il est tout à fait distinct et isolé des organes accessoires de la génération.

Le meilleur procédé, pour ne pas avoir d'hémorrhagie, est donc la ligature. Elle est facile à mettre en usage. C'est avec la main, qui fera l'office de *porte-nœud,* qu'on ira la pratiquer, et voici comment : Le choix de l'étreinte étant fait, on ouvre le vagin en refoulant l'utérus, soit avec la main, soit avec l'instrument désigné sous le nom de *fixateur vaginal,* seul instrument désormais à employer, les autres devant disparaître de cette opération non-seulement comme inutiles, mais encore comme dangereux. Un des bouts de la ligature est terminé par une boucle, cette boucle est passée dans le doigt annulaire de la main droite, si c'est l'ovaire droit qu'on veut enlever ; on fait le nœud de la saignée, qu'on porte sur les cinq doigts rapprochés en cône ; l'autre extrémité est tenue tendue par la main gauche. Un aide maintient en place le fixateur. De cette manière on va saisir l'ovaire, on fait glisser le nœud et on l'étreint à son collet. Ensuite on l'excise. On peut alors serrer le nœud d'une manière convenable, car, comme je viens de le dire, les extrémités du lien sont tenues chacune par une main. Quant aux ligatures, on peut les réunir et les fixer en dehors de la vulve ou les laisser dans le vagin attachées à une boule de liége préparée à cet effet.

Nous engageons beaucoup M. Charlier à diriger maintenant ses études du côté *des organes essentiels* de la reproduction de la vache ; il trouvera là la raison anatomique qu'il a méconnue et que nous lui signalons, afin qu'il puisse l'éviter, comme étant l'écueil contre lequel il est toujours venu échouer, et qu'il n'a pas su découvrir, malgré ses nombreux insuccès.

M. Roche-Lubin, dans un article du *Recueil de médecine vétérinaire* (1), nous a fait connaître les effets immédiats de la castration

---

(1) Cahier de mai 1850, p. 434.

des vaches. Les conclusions posées par ce laborieux vétérinaire, et les faits pratiques qui les appuient, sont loin d'être favorables à la pratique de cette opération. Il a constaté ce fait, depuis des siècles déjà acquis à la science, que la castration chez les deux sexes dispose à l'engraissement, et que sur la vache il est loin d'être démontré qu'elle favorise la fonction de la sécrétion du lait. Cette observation est juste. En physiologie, une fonction ne peut être exagérée qu'au détriment de toutes les autres, et il est impossible de faire du lait et de la viande tout à la fois ; de plus, ayant des qualités supérieures et en quantité vraiment fabuleuses quant au lait. M. Charlier, au lieu de nous vanter d'abord les merveilleux effets (1) de la stérilisation des femelles bovines, aurait dû auparavant, ce nous semble, démontrer l'innocuité de l'opération elle-même. C'est par là qu'il fallait commencer, et non par des assertions sans valeur qu'il ne fera jamais passer sans contrôle dans le domaine des faits accomplis.

Il est vrai que nous ne connaissons de M. Charlier que des insuccès et point encore de faits pratiques authentiques, car sur *six vaches*, dont *une* à Paris, *quatre* à l'Institut de Versailles, et *une* à Alfort, châtrées par lui, *quatre sont mortes*. Les *deux tiers*. Ce résultat est peu encourageant ; il prouve d'abord que le procédé d'extirpation des ovaires est mauvais, imparfait ; ensuite il justifie les observations critiques que nous venons de faire sur la castration des vaches au point de vue chirurgical. D'après des faits aussi positivement négatifs, que penser ? Que les succès que M. Charlier nous annonce avec tant de bruit, pourraient bien ressembler un peu à ceux qu'il a obtenus à Paris, à Versailles et à Alfort.

En conséquence, nous concluons :

1° Que des deux méthodes de castration des vaches, la *méthode vaginale* est la plus convenable et la plus rationnelle ;

2° Que des quatre procédés dont nous avons parlé, le *procédé par la ligature*, seul, est praticable ;

3° Que les accidents hémorrhagiques sont toujours la conséquence de la rupture des artères ovariques par l'arrachement des ovaires ;

---

(1) *Moniteur agricole, loc. cit.*, p. 503.

4° Que la stérilisation des vaches, lorsqu'elle réussit, dispose à l'engraissement, mais qu'il n'est pas encore prouvé qu'elle favorise aussi avantageusement, que M. Charlier le dit, la sécrétion du lait ;

5° Qu'il est physiologiquement impossible d'obtenir simultanément du lait et de la viande ; l'observation ayant démontré que le lait diminue chez les vaches qui engraissent, et que cette sécrétion est dans toute son activité, au contraire, chez celles qui sont dans un médiocre embonpoint ;

6° Enfin, qu'il est déraisonnable à M. Charlier de vouloir résoudre la question industrielle avant la question chirurgicale la plus importante, qui est celle par laquelle il faut commencer.

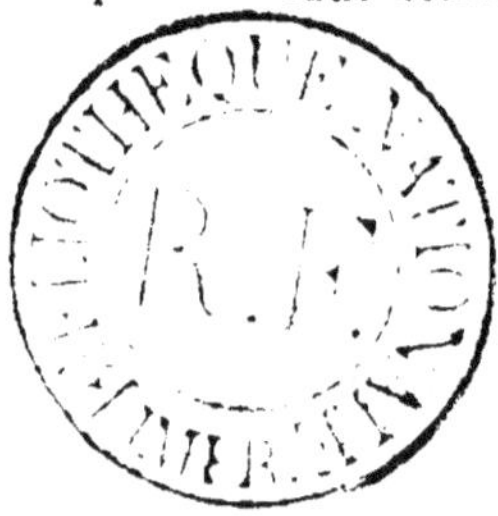

www.ingramcontent.com/pod-product-compliance
Lightning Source LLC
LaVergne TN
LVHW050231180726
843501LV00013BB/3760